NOTICE

SUR

LES EAUX MINÉRO-THERMALES

DE LUXEUIL

— Corbeil, imprimerie de Crété. —

NOTICE

SUR LES

EAUX MINÉRO-THERMALES

DE LUXEUIL

ET SPÉCIALEMENT

SUR LE BAIN FERRUGINEUX

PAR

LE DOCTEUR A. BILLOUT

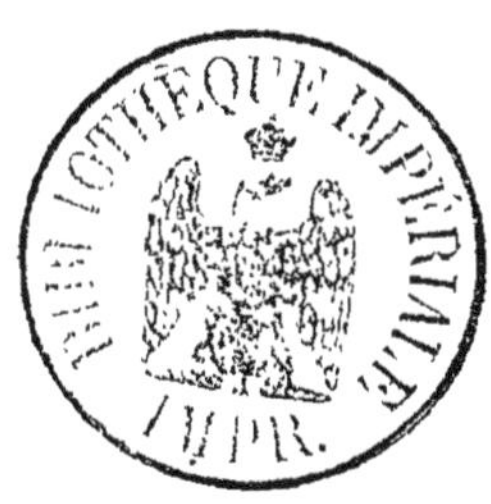

A PARIS

CHEZ J. B. BAILLIÈRE,

LIBRAIRE DE L'ACADÉMIE IMPÉRIALE DE MÉDECINE,

Rue Hautefeuille, 19.

1857

NOTICE

SUR

LES EAUX MINÉRO-THERMALES DE LUXEUIL.

Parmi les nombreux établissements d'eaux minéro-thermales que possède la France, il en est quelques-uns qui, tout en offrant à la thérapeutique les ressources les plus nombreuses et les plus réelles, sont cependant moins fréquentés par les malades. La cause de cette sorte de discrédit est évidemment dans l'oubli où ces établissements sont laissés par les médecins, auxquels leurs nombreuses occupations ne permettent pas d'aller s'assurer par eux-mêmes de la valeur de telles ou telles eaux ; et comme ils ne sont pas d'ailleurs édifiés sur cette valeur réelle, ils privent nécessairement leurs malades d'un moyen de traitement souvent si efficace.

Ces réflexions me sont venues naturellement à l'esprit pendant le séjour que j'ai fait au magnifique établissement de Luxeuil. Je crois rendre un véritable service à la thérapeutique des eaux minérales, en publiant une description succincte, mais exacte, de cet établissement, et des améliorations qu'il subit en ce moment sous l'habile direction de M. François, ingénieur des mines, chargé du service des eaux thermales de France.

Le travail que j'offre à mes confrères comprendra une esquisse topographique de Luxeuil, la description de l'établissement thermal, l'analyse des différentes sources qui l'alimentent et enfin quelques réflexions sur leur action thérapeutique.

CHAPITRE PREMIER.

Esquisse topographique de Luxeuil.

Le cadre que je me suis tracé pour ce travail ne me permet pas de m'étendre longuement sur la description de Luxeuil ancien et moderne, sur les monuments nombreux que cette ville renferme, sur les vicissitudes historiques dont elle a été le théâtre; je crois cependant utile de dire quelques mots de la ville que doivent habiter les malades, qui viendront demander la santé aux eaux minéro-thermales de Luxeuil.

1° *Luxeuil ancien.*

Les peuples anciens, souvent plus sages que nous, croyaient sincèrement à la vertu des eaux minérales; ils avaient su les rechercher partout, et enfermer dans un cercle de constructions ces précieux moyens de guérison. De là l'origine de plusieurs villes. De là sans doute aussi l'origine de Luxeuil qui se perd dans la nuit des temps. Une inscription trouvée le 25 juillet 1755, dans des fouilles faites aux bains, nous donne une preuve authentique de l'existence de Luxeuil, 58 ans avant Jésus-Christ.

Voici cette inscription:

LIXOVII THERM.

REPAR, LABIENVS.

IVSS. C. IVL. CAES.

IMP.

Elle se traduit ainsi : *Lixovii thermas reparavit Labienus, Jussu Caii Julii Cœsaris imperatoris* : il est donc constant que Labienus lieutenant de César fut chargé par lui de réparer les thermes de Lixovium, Luxeuil.

Une autre inscription conservée comme la première, et qui décore comme elle le nouveau péristyle de l'établissement, nous apprend l'existence d'un temple voué à Bricia, la déesse tutélaire de Luxeuil ; sans doute cette divinité n'était autre chose que le Breuchin, rivière limpide et poissonneuse que la vénération des Romains avait entourée d'un culte particulier.

Une foule d'autres inscriptions, de médailles, de restes de monuments consacre d'une manière authentique l'antiquité de la ville appelée tour à tour Lixovium, Luxovium, Lixvi, Luxeu et enfin Luxeuil.

Ce que les Gaulois et les Romains avaient établi à tant de frais devait être détruit par les barbares, et plus tard encore par les chrétiens peu jaloux de la santé et des soins du corps. Sur les ruines laissées par Attila, saint Colomban vint fonder un monastère qui acquit bientôt une grande réputation et devint une des plus riches abbayes de l'époque. C'est à la tête de cette abbaye que vécut saint Valbert dont les promeneurs vont encore aujourd'hui visiter l'ermitage à peu de distance de Luxeuil.

Pendant ce temps, les thermes avaient été complétement oubliés, et à leur place s'étendaient comme un marais et des étangs presque pestilentiels ; ce ne fut qu'en 1768, qu'ils furent rétablis aux frais de la ville ainsi que l'indique l'inscription placée sur le fronton du bâtiment.

2° *Luxeuil moderne.*

La ville de Luxeuil est située à l'extrémité d'une plaine délicieuse arrosée par les deux rivières de la Lanterne et du Breuchin ; elle est adossée au nord au pied des montagnes des Vosges, qui la protégent contre les vents froids si funestes aux malades, mais elle s'étend d'un autre côté au milieu d'une campagne très-large, pleine d'air et de lumière. Je ne saurais trop insister sur cette position géographique si rare pour les villes où l'on rencontre d'importantes eaux minérales. Sans vouloir en effet citer ici tel ou tel établissement, je ne puis m'empêcher de faire remarquer que souvent les malades qui vont demander la santé aux eaux minérales, trouvent un empêchement réel dans la position géographique des villes qui les renferment. Assurément la vue des montagnes élevées, entourées de dangereux précipices est un spectacle bien digne de curiosité, mais n'oublions pas que nous avons affaire d'abord à des malades qui se trouveront quelquefois bien malheureux s'ils ne peuvent trouver une promenade agréable qu'au prix d'une ascension pénible ; à Luxeuil au contraire, les promenades, quoique très pittoresques, sont d'un abord facile ; plusieurs sont situées aux portes même de la ville. Les malades à qui la marche est pénible peuvent donc, sans trop de fatigue, se livrer à un exercice souvent si utile pour les baigneurs. Ajoutons que les rues sont larges et très-aérées, surtout celle qui est la plus rapprochée de l'établissement et qu'on nomme faubourg des Romains.

On trouve dans Luxeuil un grand nombre de constructions très remarquables : une des plus curieuses est l'ancienne habitation du cardinal Jean Jouffroy, ministre de Louis XI. Plusieurs écrivains et artistes célèbres ont décrit cette maison ; pendant la visite que l'Empereur a faite cette année à Luxeuil, des ordres ont été donnés pour qu'elle fût respectée et entretenue par des mains habiles. Les étrangers visitent aussi avec grand plaisir une autre maison située en face de celle dont nous venons de parler, et dont l'architecture remonte aussi au quinzième siècle. A un de ses angles est une tourelle on ne peut plus curieuse et admirablement respectée par le temps. Nous citerons encore l'église paroissiale, qui appartenait autrefois à l'abbaye; les ruines très curieuses du cloître remontant au huitième siècle; une maison très remarquable dans le style de la renaissance, et enfin un grand nombre de constructions particulières qui font de cette ville une des plus remarquables de France, au point de vue de l'antiquité historique.

C'est surtout dans le quartier le plus rapproché de l'établissement et qu'on appelle le faubourg des Romains, que se trouvent les maisons destinées à loger les baigneurs, ainsi que de très beaux hôtels, tels que celui du Lion Vert et du Lion d'Or, où l'on rencontre tout le confortable et le luxe hygiénique si nécessaires aux malades.

Ce quartier est séparé de l'établissement par une large avenue longue de 200 pas environ, bordée de maisons parfaitement bâties, et offrant aussi aux baigneurs des logements commodes et agréables. En face de la grille des bains est le salon où l'on trouve salles de billard, de jeu, de conversation, grand salon de danse; remarquons, en passant, que l'escalier qui conduit au premier étage est très peu élevé, et d'une ascension on ne peut plus facile. Les fenêtres donnent d'un côté sur une campagne très étendue, et de l'autre sur le magnifique jardin de l'établissement.

La vie matérielle est peu coûteuse à Luxeuil. Les appartements sont on ne peut plus confortables, et le service des tables d'hôte ne laisse rien à désirer.

On a reproché aux habitants de Luxeuil de n'avoir point fait tout ce qu'il fallait pour la prospérité de leur établissement; déjà, disait M. le docteur Revillout, à l'époque où il écrivait son livre (1838), « il n'en est plus de même aujourd'hui, tout le monde rivalise d'ardeur, et bientôt une nouvelle ère s'ouvrira pour cette ville si riche en souvenirs, si belle par le sol qui l'entoure. »

Assurément je dirai aussi que les habitants de Luxeuil, sont d'un commerce très agréable, qu'ils reçoivent les étrangers avec les plus grandes prévenances, la plus grande affabilité; je crains cependant qu'ils ne comprennent pas encore assez qu'ils doivent s'effacer entièrement devant les étrangers, qui viennent pendant quelques mois de l'année apporter à leur ville une prospérité réelle. Mais aujourd'hui que l'État, en propriétaire habile et jaloux de la santé publique, n'a pas craint de faire des dépenses considérables pour rendre cet établissement un des plus importants de France, les habitants de Luxeuil ne reculeront devant aucun sacrifice pour rendre à leurs bains leur ancienne réputation plus que jamais méritée.

CHAPITRE II.

Établissement thermal.

Avant de décrire l'établissement thermal de Luxeuil, je commencerai par combattre deux griefs qui semblent au premier abord très importants, et qui ont attiré et attirent encore d'injustes critiques à cet établissement.

Avant que je vinsse à Luxeuil, j'avais entendu répéter que le bâtiment des bains est très éloigné de la ville, puis, ce qui est bien plus grave encore, que chaque matin et chaque soir, il est entouré d'un brouillard très épais causé et entretenu par une triple allée de magnifiques platanes, au milieu desquels il se trouve situé : je tiens à faire enfin bonne justice de ces bruits qu'on ne saurait trop démentir.

Assurément l'établissement thermal est éloigné de l'extrémité sud de la ville, mais je l'ai dit déjà et je le répète, il n'est pas distant de plus de 200 pas de cette partie de la ville la plus belle, la plus aérée qu'on appelle le faubourg des Romains et où sont situés, je le dis encore une fois, les maisons et les hôtels destinés à loger les baigneurs. De plus encore, en face de la grille du bâtiment des bains, des deux côtés du grand salon, se trouvent plusieurs maisons disposées pour recevoir les malades, et un emplacement considérable pour en construire de nouvelles. Disons donc et répétons-le bien haut : l'établissement thermal de Luxeuil n'est pas éloigné de la ville. Examinons maintenant s'il y a avantage réel à ce que le bâtiment des bains soit construit dans le centre même des habitations et entouré de maisons qui bornent de tous côtés l'air et l'espace ; non assurément, et la légère distance qui sépare l'établissement dont nous nous occupons de l'intérieur de la ville, nous paraît être plutôt un avantage qu'un inconvénient réel.

Quant à la seconde accusation, elle est encore moins fondée que la première ; à une certaine époque en effet le bâtiment des bains était entouré de grands arbres, qui pouvaient entretenir ce brouillard humide qui n'existe plus aujourd'hui ; l'administration en a compris la cause, et a fait abattre l'allée d'arbres située au nord de l'établissement, pour la remplacer par un jardin anglais vaste et très-aéré.

L'établissement thermal de Luxeuil, est sans contredit un des plus beaux qui existent en France. Le bâtiment qui renferme les bains et les différentes sources est situé au milieu d'un magnifique jardin, précédé d'une cour grandiose dans laquelle on pénètre par une grille magnifique, ornée d'un élégant portail. Ce bâtiment se divise en trois ailes principales qui contiennent, en commençant par la gauche : le logement du concierge, le cabinet du médecin inspecteur et le bureau du régisseur des bains, le *bain des Bénédictins*, le *bain des Dames*, le *bain des Fleurs*, le *bain Gradué*, un salon d'attente, le *grand Bain*, la *salle Neuve*, la turbine, le *bain des Cuvettes* qui, recouvert depuis quelques années, sert de péristyle au *bain ferrugineux* situé derrière lui, la lingerie, les cabinets de douches ascendantes et enfin le *bain des Capucins*.

1° *Bain des Bénédictins.*

Ce bain contient un bassin ou piscine dans lequel

25 personnes peuvent se baigner à l'aise ; on y trouve des vestiaires très vastes et très bien éclairés, l'eau de ce bassin comme celle de toutes les piscines de Luxeuil, se renouvelle continuellement, avantage fort rare dans les établissements thermaux ; il est alimenté par deux sources dont la température réunie est de 34 à 35° centigrades.

2° *Bain des Dames.*

Le bain des Dames sert à alimenter les cabinets de douches descendantes et ascendantes qui se trouvent dans cette salle, les baignoires du bain des fleurs, et une grande partie de celles du bain gradué. La source du bain des Dames la plus minéralisée de l'établissement jaillit d'une borne élevée au milieu du bassin dans lequel on ne se baigne plus aujourd'hui, sans doute à cause de sa température élevée qui est de 37° Réaumur. L'administration comprendra, nous l'espérons, qu'elle prive ainsi les malades d'une ressource puissante, et rétablira la piscine du bain des Dames ; il est des cas en effet dans lesquels les bains à haute température peuvent rendre de très grands services aux malades. M. le docteur Turck de Plombières, m'a dit avoir souvent retiré de grands avantages de l'emploi de ces bains très chauds, pourvu toutefois qu'ils soient administrés sous la surveillance du médecin. Espérons donc que cette ressource si importante sera bientôt rendue à l'établissement dont nous nous occupons.

La quantité considérable de gaz azote pur, qui se dégage de la source du bain des Dames a fait songer à l'employer dans certaines affections de l'utérus ; nous n'avons pas vu d'observation bien concluante en faveur de ce mode de traitement.

3° *Bain des Fleurs.*

Nous ne décrirons pas en détail le bain des Fleurs tel qu'il existe aujourd'hui, car il doit être entièrement reconstruit cette année, d'après les nouveaux plans de l'ingénieur, M. François. Ce bain renferme une source d'eau gélatineuse qui n'a point été utilisée jusqu'à ce jour. Cette source fournit 9000 litres en 24 heures, elle pourrait donc parfaitement alimenter des baignoires, dans lesquelles on créerait comme dans le bain ferrugineux des douches vaginales et des douches à la tivoli.

4° *Bain Gradué.*

On est vraiment saisi d'admiration en pénétrant dans la salle du bain Gradué. Cette salle, en effet, est d'une architecture remarquable. Le bassin destiné aux baigneurs se divise en quatre compartiments, qui avaient autrefois chacun une température différente, 26, 27, 28 et 29 degrés Réaumur. Je me demande pourquoi l'on a jugé à propos de ne plus lui en conserver que deux, 27 et 29. Il serait, selon nous, très bon de ne pas se priver ainsi gratuitement de ressources quelquefois fort importantes.

Autour du bassin sont douze cabinets de bain et de très beaux vestiaires pavés en asphalte et ornés de vastes cheminées. Trois de ces cabinets sont alimentés par l'eau du bain des dames, et peuvent aussi servir à des bains de haute température. Les cabinets du bain Gradué ne renferment pas d'appareils de douches : il serait extrêmement facile d'en établir, à très peu de frais.

Dans toute la longueur du bâtiment qui renferme le bain des fleurs et le bain Gradué, règne une vaste galerie, où les baigneurs se promènent en cas de mauvais temps. Cette galerie, qui s'ouvre sur la cour par de vastes arcades, doit être vitrée dans toute sa longueur, et chauffée par un réservoir d'eau chaude placé sous le sol.

5° *Grand bain.*

Le bassin du grand bain est recouvert par des dalles ; il est formé de deux sources, qui fournissent 50,000 litres d'eau en 24 heures. Cette eau est montée, au moyen d'une turbine, dans des réservoirs qui alimentent des appareils de douches et quelques cabinets de bain très confortables, dans lesquels nous avons remarqué des baignoires entourées de rideaux, luxe inusité dans la plupart des établissements thermaux. Les murs de ces cabinets doivent être très prochainement recouverts de faïence blanche. On s'occupe de construire dans le grand bain des cabinets d'inhalation et des appareils de douches à haute pression.

6° *Salle neuve.*

La salle neuve n'est qu'une dépendance du grand bain. C'est dans cette salle que l'on trouve les appareils de bains de vapeur, trop peu nombreux, et qui ne sont ni beaux ni commodes. Elle renferme aussi un cabinet de douche écossaise. Sans nul doute, l'administration comprendra qu'il y a là une lacune importante, qui devra être très prochainement comblée.

7° *Bain des Cuvettes.*

Comme nous l'avons dit tout à l'heure, ce bain est aujourd'hui recouvert de dalles, et précède la nouvelle construction si importante qui renferme le bain ferrugineux et dont nous allons nous occuper en détail.

8° *Bain ferrugineux.*

Au milieu du bâtiment principal de l'établissement thermal de Luxeuil s'élève une construction nouvelle, destinée au bain ferrugineux. Elle se compose d'une salle oblongue, décorée avec luxe et élégance, qui se termine par deux autres petites salles en forme de rotonde, qui contiennent chacune une petite piscine ou bain de famille, et un vestiaire. En entrant dans le bain ferrugineux, on trouve de chaque côté une élégante fontaine destinée aux buveurs. Celle de droite contient l'eau ferrugineuse; celle de gauche, l'eau provenant du bain des cuvettes, sur la nature de laquelle nous reviendrons plus tard. Neuf cabinets sont disposés dans la longueur du bain ferrugineux. Je ne saurais trop insister sur le confortable et le luxe de ces cabinets, qui rappellent les plus élégants établissements parisiens. Chacun d'eux renferme une baignoire en granit rose des Vosges, enfoncée dans le sol, et dans le fond de laquelle on a disposé un appareil très commode pour les injections vaginales. C'est aussi par un orifice ouvert dans le fond que l'eau ferrugineuse arrive dans ces baignoires ; par ce moyen il n'y a aucune déperdition de gaz. M. le docteur Constantin James remarque avec raison, en parlant des baignoires de Néris, où le même système est adopté, que l'eau qui y arrive a perdu les gaz qu'elle peut contenir pendant son séjour dans les bassins de réfrigération. Il n'en est pas de même ici, car nous verrons tout à l'heure que l'eau de la source ferrugineuse arrive dans la baignoire sans perdre ni sa chaleur ni les gaz qu'elle peut contenir.

Avant la construction du bain ferrugineux, et avant

la découverte et le captage des nouvelles sources, l'eau ferrugineuse alimentait quatre baignoires du bain des Capucins, dont nous parlerons tout à l'heure. Cette eau se trouve mélangée à des eaux étrangères, et sa température n'était que de 15 à 16 degrés centigrades : il était donc complétement impossible de donner des bains à une température aussi basse et avec une eau dont le volume augmentait selon que le temps était sec ou pluvieux. Pour obvier à ce manque de calorique, on échauffait l'eau ferrugineuse en lui faisant traverser une série de serpentins placés au milieu de l'eau du bain des cuvettes, à 45 degrés. Aujourd'hui ce système de chauffage a été complétement abandonné. Les nouvelles fouilles dirigées par l'ingénieur, M. François, ont amené la découverte des véritables sources ferrugineuses, à 80 ou 100 mètres du bâtiment principal. La température de cette eau, prise à la source, est de 28 à 29 degrés. Cette source est parfaitement captée dans un vaste réservoir de 50 à 60,000 litres, pouvant se remplir dans les vingt-quatre heures. Du bassin l'eau est amenée dans le bain ferrugineux par des conduits en terre cuite vernissés et complétement isolés, pour éviter la déperdition de la chaleur ; elle arrive à une température de 25 à 26 degrés dans les baignoires, qui reposent elles-mêmes sur une galerie échauffée par l'eau du grand bain, et conserve ainsi une chaleur suffisante pour le service des bains et des piscines.

Le bain ferrugineux, tel que nous venons de le décrire, est évidemment construit dans les conditions les plus favorables ; nous lui reprocherons cependant un seul inconvénient, la trop petite quantité de ses baignoires, qui, cette année déjà, suffisaient à peine au nombre toujours croissant des baigneurs. Cet inconvénient a été prévu par l'administration, qui s'occupe en ce moment d'établir, à l'extrémité du bain ferrugineux, une nouvelle salle circulaire, contenant douze cabinets semblables à ceux qui existent aujourd'hui. Cette salle sera disposée pour recevoir des baigneurs à l'ouverture de la saison prochaine.

9° *Douches ascendantes.*

Près de la lingerie, dont nous n'avons point à nous occuper, et du bain des Capucins, sont placés les cabinets de douches ascendantes. La galerie dans laquelle ils sont situés se trouve presque complétement isolée. Chacun de ces cabinets est parfaitement éclairé; un courant d'eau circule au-dessous des appareils de douches. Ce bâtiment, en un mot, réunit toutes les conditions nécessaires si souvent négligées dans cette partie des établissements thermaux.

10° *Bain des Capucins.*

Ce bain renferme deux bassins séparés par une cloison en pierre, et destinés aux baigneurs des deux sexes. La température de l'eau qui les alimente est de 29 degrés Réaumur. Chacun de ces compartiments peut contenir environ quinze personnes. Les vestiaires sont très vastes et parfaitement éclairés; ils sont ornés de grandes cheminées, surmontées de très belles glaces. Leur sol doit être très prochainement recouvert en bitume. Aux quatre angles de la salle sont des cabinets destinés autrefois aux bains ferrugineux.

Nous avons dit que la piscine du bain des Capucins est divisée en deux compartiments, dont l'un est destiné aux femmes, et l'autre aux hommes. Assurément, c'est là une grande amélioration, dont il faudrait se contenter s'il n'était pas possible de faire mieux encore. Mais nous savons qu'il existe à Luxeuil une autre piscine très vaste, celle des bains des Bénédictins, située à l'autre extrémité du bâtiment. Ne serait-il donc pas possible d'affecter l'une de ces piscines au service des femmes, et l'autre à celui des hommes ? M. le docteur Constantin James, dans son intéressant ouvrage sur les eaux minérales, dit, en parlant de Luxeuil : « Il y aurait bien quelque chose à dire sur « l'usage où l'on est encore de se baigner pêle-mêle, « hommes et femmes, dans les mêmes bassins. (Il « paraît qu'à l'époque où écrivait M. James la sépa- « ration du bain des Capucins n'existait pas encore.) « Mais ce sont presque toutes personnes de l'endroit, « surtout de la campagne ; puis les choses se passent « avec une telle convenance, une telle réserve, et, « qu'on me pardonne l'expression, tous ces malades « avaient de si bonnes figures, que je n'ai été nulle- « ment choqué de ces bains pris en commun. » Nous accordons très volontiers à M. James que les choses se passent avec convenance, que les baigneurs des piscines de Luxeuil *ont de très bonnes figures* ; mais nous n'admettons pas que ce soient *presque toutes personnes de l'endroit, surtout de la campagne.* Et quand encore cela serait, la raison ne nous paraît pas suffisante pour autoriser ce mélange des deux sexes. On a dit aussi que les bains en piscine distincte pour chaque sexe n'ont pas tout le piquant des bains en commun ; qu'on y rencontre moins d'animation, moins de gaîté. Nous avons passé une saison aux bains de Néris, où chacune des piscines est parfaitement distincte, et nous avons remarqué un entrain, un abandon qui nous paraissaient complétement incompatibles avec le mélange des deux sexes. Revenons aux bains des

Capucins, et espérons que l'administration sera de notre avis, et affectera l'une des piscines au service des femmes, tandis que l'autre sera réservée pour les hommes.

Il n'existe pas d'appareils de douches dans le bain des Capucins, mais il serait on ne peut plus facile d'en établir dans les cabinets dont nous avons parlé, qui étaient autrefois destinés aux bains ferrugineux.

11° *Sources de l'établissement thermal.*

Les sources que l'on trouve dans l'établissement thermal sont au nombre de onze ; sept sont situées, comme nous l'avons dit déjà, dans le bâtiment des bains ; ce sont : *la source des Bénédictins, la source des Dames, la source gélatineuse* située dans un des angles du bain des Fleurs, *la source du bain Gradué, la source du grand Bain, la source des Cuvettes, la source du bain des Capucins.* A 100 mètres environ au nord du bâtiment se trouvent *les sources ferrugineuses.* La plus abondante, qui est aujourd'hui captée, et dont nous avons parlé à propos du bain ferrugineux, donne environ 50 à 60,000 litres d'eau dans les vingt-quatre heures, et peut, par conséquent, parfaitement suffire à l'augmentation du nombre de baignoires dont on s'occupe en ce moment. La seconde, située à 60 mètres environ du bâtiment, n'est pas encore entièrement captée ; elle contient plus de fer que la première, mais sa température est beaucoup plus basse, et elle ne fournit que 7 à 8,000 litres dans les vingt-quatre heures.

Enfin on trouve encore au nord-ouest : la *source d'Hygie* ou *Savonneuse*, destinée aux buveurs, et la *Fontaine des Yeux*, à laquelle la tradition populaire attache une vertu fameuse pour la guérison des maladies des yeux ; elle est située au milieu de la grande cour d'entrée, en face du péristyle.

Je ne parlerai que pour mémoire d'une petite fontaine située aussi dans la cour, connue sous le nom de *Fontaine des Abeilles*. On raconte qu'une épidémie de dyssenterie ayant sévi en 1719 sur la ville et les environs, l'eau de cette fontaine fit de tels prodiges de guérison, l'affluence des buveurs y devint si grande, qu'on fut obligé d'y envoyer des gardes pour maintenir l'ordre.

12° *Salon des bains.*

Le salon des bains n'appartenant pas à l'État comme l'établissement thermal, a été décrit plus haut à propos de la notice sur la ville de Luxeuil.

Nous avons parlé sommairement des différentes parties qui composent l'établissement thermal de Luxeuil, nous n'avons pas besoin d'ajouter que les baigneurs y trouvent un service empressé et confortable sous la surveillance habile du régisseur M. Dejean.

CHAPITRE III.

Analyse des sources.

Les différentes sources qui alimentent l'établissement de Luxeuil ont été depuis longtemps l'objet d'analyses importantes. En l'an VIII, Pierson, pharmacien à Épinal, paraît avoir le premier reconnu la nature alcaline de ces sources. Vauquelin s'occupa plus tard de l'analyse de la source du grand bain. En 1823, M. Longchamp publia dans les *Annales de chimie et de physique* l'analyse de l'eau de la source ferrugineuse. Plus récemment, en 1837, sur la demande de M. Desgranges, maire de Luxeuil, et de M. le docteur Revillout, médecin inspecteur, M. Braconnot de Nancy, correspondant de l'Institut, fit une analyse complète des eaux de Luxeuil ; plus tard encore, M. le professeur Chevallier signala la présence de l'acide arsénieux, confirmée par les expériences précises de M. le docteur Chapelain, médecin inspecteur actuel. Tout dernièrement enfin, M. le docteur O. Henry fils a présenté à la Société d'hydrologie une note sur la composition de certains dépôts qu'abandonnent les eaux minérales de Luxeuil. Nous nous occuperons d'abord du travail de M. Braconnot, pour revenir ensuite à celui de M. O. Henry, auquel nous attachons une très grande importance.

Sans entrer ici dans tous les détails analytiques consignés par M. Braconnot dans les *Annales de chimie et de physique* (Ire série, t. XVIII), nous nous bornerons à reproduire le tableau synoptique des proportions des substances contenues dans un litre de l'eau de chacune des neuf sources.

M. le docteur Chapelain, dans son ***Traité sur Luxeuil et ses bains***, reproduit ce tableau en y faisant figurer les différentes sources d'après leur degré de minéralisation ; nous adopterons aussi cet ordre, qui nous paraît préférable à celui qu'a suivi M. Braconnot.

	NOMS DES SOURCES.	TEMPÉRATURE centigrade.	CHLORURE de sodium.	CHLORURE de potassium.	SULFATE de soude.	CARBONATE de soude.	CARBONATE de chaux.	MAGNÉSIE.	ALUMINE, oxyde de fer, oxyde de manganèse	SILICE.	MATIÈRE animale.	RÉSIDU fixe pour un litre d'eau.
1	Bain des Dames.....	47	0,7707	0,0215	0,1529	0,0473	0,0600	0,0240	0,0020	0,0825	0,0040	1,1649
2	Bain des Bénédictins.	45	0,7564	0,0200	0,1499	0.0457	0,0785	0,0031	0,0034	0,0751	0,0028	1,1349
3	Grand bain.........	56	0,7471	0,0239	0,1468	0,0355	0,0850	0,0030	0,0033	0,0659	0,0025	1,1130
4	Source chaude du bain gradué......	37	0.7053	0,0239	0,1442	0,0436	0,0580	0,0240	0,0020	0,0805	0,0030	1,0845
5	Eau du cabinet nº 7 du bain gradué...	36	0,6694	0,0220	0,1168	0,0321	0,0671	0,0028	0,0022	0,0622	0,0025	0,9771
6	Source moins chaude du bain gradué...	36	0,6376	0,0211	0,1224	0,0391	0,0571	0,0029	0,0019	0,0771	0,0024	0,9616
7	Bain des Cuvettes...	46	0,5797	0,0152	0,1145	0,0282	0,0660	0,0020	0,0030	0,0504	0,0022	0,8612
8	Bain des Capucins..	39	0,3754	0,0012	0,0795	0,0160	0,0451	0,0017	0,0018	0,0450	0,0024	0,5681
9	Eau savonneuse.....	30	0,1098	0,0030	0,0970	0,0050	0,0340	Traces.	0,0004	0,0250	Traces.	0,2751

« En jetant les yeux sur ce tableau, dit M. Bracon-« not, on peut en déduire plusieurs faits remarquables « qui serviront à diriger l'emploi des eaux thermales « de Luxeuil dans les diverses maladies auxquelles on « les destine.

« 1° On remarquera que les sources n°s 1, 2, 3 et 4 « ont sensiblement la même composition, par les pro-« portions des éléments qui les constituent, car les « légères différences qu'on y observe ne sont vraisem-« blablement dues qu'à des erreurs de manipulation « qu'il est impossible d'éviter dans ces sortes de re-« cherches. On peut donc conclure que ces quatre « premières sources proviennent du même réservoir « souterrain ou centre minéralisateur ;

« 2° Que les sources n°s 5, 6 et 7, quoique prove-« nant aussi de la même nappe d'eau, ont rencontré « accidentellement dans leur trajet des filets d'eau « pure qui ont altéré leur constitution originelle ;

« 3° Que, dans la source n° 8, cette altération est « beaucoup plus marquée ;

« 4° Enfin, que la source n° 9 est tellement appau-« vrie par son mélange avec l'eau pure, qu'elle peut « être comprise parmi les eaux des sources ordi-« naires. »

De plusieurs sources, et surtout de celle du bain des Dames, se dégage une quantité considérable de gaz, que M. le docteur Revillout avait tout d'abord considéré comme du gaz azote pur ; M. Braconnot, en faisant son analyse, avait supposé que ce gaz était de l'acide carbonique, mais il a bientôt reconnu que c'est en effet de l'azote. Voici, du reste, l'explication qu'il donne de la production de ce gaz : « On sait, dit « M. Braconnot, que les nuages qui se rassemblent de « préférence autour des sommets les plus élevés, y

« déposent de la pluie, dont une partie se rassemble « à leur surface pour former des ruisseaux, tandis « qu'une autre partie de cette eau filtre à travers les « fissures des montagnes, et pénètre quelquefois à « une profondeur extrêmement considérable, où elle « est échauffée par la chaleur que l'on suppose crois- « sante avec la profondeur. Arrivée au réservoir où « s'opère la minéralisation, elle se sature des sub- « stances qui sont en contact avec elle, et, comme « parmi ces substances se trouve du protoxyde de fer, « puisque nous avons reconnu que toutes les eaux de « Luxeuil en contiennent une petite quantité, celui-ci « s'empare de l'oxygène que cette eau retient en dis- « solution ; d'où il résulte que l'azote seul qu'elle re- « tenait aussi s'en sépare sous forme de bulles plus « ou moins grosses, à mesure que l'eau approche de « la source et que la pression diminue. »

En faisant la description des différents bains de l'établissement thermal, nous avons omis à dessein un fait qui trouve tout naturellement ici sa place. Les eaux de Luxeuil déposent sur les parois des bassins qui les renferment une substance noirâtre, douce au toucher qui se détache très facilement; cette substance est d'autant plus abondante et d'autant plus foncée qu'elle provient de sources plus minéralisées. Ainsi on la rencontre en grande abondance et presque noire sur les parois du bassin du bain des Dames. M. Braconnot a aussi analysé ces différents dépôts, et y a constaté la présence d'une très grande quantité de peroxyde de manganèse, 70 centigrammes sur 2 grammes. M. le docteur Chapelain, sans faire une analyse quantitative exacte, a constaté l'identité des substances reconnues par l'habile chimiste de Nancy.

A l'époque où M. Braconnot fit l'analyse des eaux de Luxeuil, on ne s'était pas encore occupé de rechercher l'arsenic qu'on a trouvé depuis dans un très grand nombre d'eaux minérales ; M. le docteur Chapelain mis sur la voie par les nouvelles expériences chimiques, s'occupa de la recherche de ce métalloïde, qu'il ne trouva que dans l'eau ferrugineuse ; à l'époque où la nouvelle source ferrugineuse fut découverte, notre honorable confrère pria M. Braconnot de vouloir bien faire une analyse nouvelle dont nous donnons un résumé succinct.

Tableau des substances contenues dans l'eau ferrugineuse de Luxeuil d'après M. Braconnot.

Substance	Quantité
1° Chlorure de sodium	0,2579
2° Chlorure de potassium	0,0021
3° Sulfate de soude	0,0700
4° Oxyde de manganèse	0,0220
5° Carbonate de chaux	0,0350
6° Sulfate de chaux	0,0050
7° Magnésie	0,0070
8° Matière azotée	0,0100
9° Silice et albumine	0,0080
10° Oxyde de fer. 11° Phosphate de fer. 12° Arséniate de fer.	0,0270
	0,4440

M. Braconnot a remarqué que le fer dissous dans l'eau, au moment où elle sort de la source, est dans un état inférieur d'oxydation, mais qu'au contact de l'oxygène, il passe à l'état de sesquioxyde, et se précipite en entraînant les acides phosphorique et arsénique.

L'oxyde de manganèse au contraire est retenu dans l'eau avec beaucoup plus de force. Si en effet, on analyse l'eau ferrugineuse séparée de son dépôt, et ne donnant plus aucun indice de la présence du fer, on y constate par les réactifs la présence d'une quantité considérable d'oxyde de manganèse.

L'ocre de Luxeuil ou dépôt produit par la source ferrugineuse a présenté à l'analyse de M. Braconnot les résultats suivants : l'acide apocrénique et crénique ne sont plus retrouvés comme dans la première analyse faite par l'auteur. Une partie de l'oxyde sesquiferrique est combiné à l'acide phosphorique et à une petite quantité d'acide arsénique.

Une série d'expériences a dénoté la présence du cuivre et des différentes matières dont le tableau se résume ainsi :

Oxyde ferrique	52,288
Phosphate ferrique	19,940
Arséniate ferrique	2,772
Matière azotée	Quantité indét.
Carbonate de chaux	00,000
Oxyde de manganèse	00,000
Cuivre	00,000
Matières terreuses étrangères	25,000
	100,000

En terminant l'analyse du dépôt ocreux, M. Braconnot remarque que l'eau ferrugineuse retient en dissolution une quantité notable de manganèse, tandis que le dépôt ocreux n'en renferme que des traces, et cependant, dit le savant chimiste : « ayant examiné « il y a environ trente ans, la substance vernissée d'un « brun noirâtre qui revêt les bassins de Luxeuil, je « l'ai trouvée formée presque en totalité de peroxyde de manganèse et de baryte ». Nous n'insistons pas en ce moment sur cette remarque que nous considérons comme on ne peut plus importante et sur laquelle nous reviendrons dans le courant de ce travail.

Arrivons maintenant au travail de M. O. Henry fils, qui vient corroborer l'opinion que nous nous sommes faite sur l'importance thérapeutique des eaux thermales de Luxeuil en général, et surtout du bain ferrugineux.

M. O. Henry a opéré sur différents échantillons de dépôts recueillis par M. François et par M. le docteur Chapelain. Ces dépôts sont au nombre de quatre.

1° Dépôt du bain des Dames.
2° Dépôt de la source gélatineuse.
3° Dépôt du Grand bain.
4° Dépôt de la source ferrugineuse.

Les trois premiers de ces dépôts, dit M. Henry, ont entre eux une très grande analogie; le quatrième au contraire présente des caractères très-différents.

De même que M. le professeur Chevallier, M. Henry a constaté dans ces différents dépôts la présence de l'arsenic en quantité peu considérable.

Voici le tableau comparatif des substances contenues dans les trois premiers dépôts.

	Bain des dames.	Source gélatineuse.	Grand bain.
Silice	4,144	6,722	21,461
Sesquioxyde de manganèse	61,638	81,923	32,671
Sesquioxyde de fer	1,036	0,992	0,916
Sulfate de baryte	Indices.	Indices.	Indices.
Silicate de manganèse } Baryte }	32,100	9,344	44,952
Matière organique ou acide crénique	1,082	1,020	Traces.
Arsenic	Traces.	Traces.	Traces.
	100,000	100,000	100,000

Le quatrième dépôt offre des caractères différents :

sa couleur, au lieu d'être d'un brun foncé, est jaune d'ocre. Voici maintenant sa composition chimique :

Silice	15,625
Sesquioxyde de fer	61,055
Sesquioxyde de manganèse	0,563
Dépôt micacé	10,125
Sulfate de baryte	Indices
Silicate de manganèse. } Baryte }	12,632
Arsenic	Quantité notable
Cuivre	Traces.
	100,000

Nous voyons ici prédominer le fer, qui n'est qu'en très minime proportion dans les autres dépôts, tandis qu'au contraire, l'oxyde de manganèse, si abondant dans les trois premiers, se retrouve à peine dans le dépôt de la source ferrugineuse. Dans ce dépôt aussi la quantité de l'arsenic a augmenté et des traces de cuivre ont paru.

Nous ne décrirons pas ici les différents procédés d'analyse employés par M. O. Henry. Nous constatons seulement avec lui que les eaux de Luxeuil contiennent du manganèse soit à l'état de bicarbonate, soit à l'état de silicate de manganèse ou de manganate de baryte. Quant à l'origine de ce principe minéralisateur, l'attribuerons-nous comme M. Braconnot au passage des eaux de Luxeuil à travers un minerai formé de manganèse de baryte ? il existe en effet près de Saint-Diez, non loin de Luxeuil une mine de manganèse que Vauquelin a reconnue, mais dans laquelle il n'a pas trouvé de baryte. On trouve encore dans la Haute-Saône d'autres minerais de manganèse qui, quoique éloignés de Luxeuil, pourraient très bien avoir doté ses eaux de ce principe si puissant.

Cette question peut être très importante au point de vue abstractivement scientifique, mais il nous suffit de savoir d'une manière bien positive que les eaux de Luxeuil renferment du manganèse, et que le dépôt de la source ferrugineuse renferme une moins grande quantité de ce principe que le dépôt des autres sources.

Les eaux des différentes sources thermales que nous venons de passer en revue, sont toutes d'une limpidité extrême, un peu onctueuses au toucher, sans saveur ni odeur, quelques personnes prétendent y reconnaître une légère saveur fade, que nous n'avons pu trouver avec quelque soin que nous les ayons goûtées. Nous en exceptons cependant bien entendu l'eau de la source ferrugineuse qui a un goût d'encre assez prononcé, mais cependant peu désagréable. Nous avons vu dans les différents tableaux analytiques que nous avons reproduits, que les eaux thermales contiennent une matière animale généralement connue sous le nom de glairine de barégine. M. Braconnot pense que cette production qu'il considère comme organique pourrait constituer un genre tout particulier, ne croissant que dans les thermes, et pour lequel M. le docteur Forichon de Néris a proposé le nom de thermaline. Cette production se présente dans les eaux de Luxeuil, sous la forme de grumeaux ramifiés semblables à certaines espèces de la famille des algues ; elle est sans nul doute analogue à cette sorte de végétation qu'on trouve si développée dans les eaux de Néris, et que MM. de Laurès et Becquerel ont si bien décrite sous le nom de conferves (*Recherches sur les conferves des eaux thermales de Néris*, 1855).

Nous remarquons du reste que cette matière se rencontre surtout dans l'eau ferrugineuse, et qu'elle n'existe qu'en très petite quantité dans les autres sources, cela tient évidemment à ce que ces dernières se trouvent dans l'intérieur de l'établissement, et qu'elles ne sont pas par conséquent exposées à l'air. Dans l'eau ferrugineuse au contraire dont la source est en dehors du bâtiment des bains, cette matière se dépose et fait partie de ce que nous avons nommé le dépôt ocreux; c'est pour éviter cet inconvénient que l'ingénieur M. François fait capter la source ferrugineuse dans un réservoir couvert n'ayant pas de communication avec l'air extérieur.

Cette observation nous fournit une nouvelle analogie entre la matière organique de Luxeuil et les conferves de Néris qui n'existent que dans les bassins exposés à l'air. « On ne rencontre jamais, dit M. de Laurès, dans les conduites souterraines que des portions qui ont été entraînées par l'eau courante, mais qui ne continuent pas à se développer. »

Température des sources.

La température des sources de Luxeuil varie de 30 à 56 degrés centigrades. Nous ne discuterons pas ici sur différentes théories admises pour expliquer la thermalité des eaux, nous admettrons avec le plus grand nombre des auteurs, que cette chaleur dépend du plus ou moins de profondeur des réservoirs qui contiennent ces eaux, et nous comprendrons aussi que les eaux de Luxeuil partant toutes d'une source mère perdent plus ou moins de calorique selon les couches de terrain qu'elles traversent. Disons en même temps que la même explication doit être admise aussi pour leur différence de minéralisation. Nous remarquerons du reste que les eaux voisines telles que celles de Plombières, de Bains, de Bourbonne, renferment à peu de chose près les mêmes éléments minéralisateurs que celles de Luxeuil, abstraction faite cependant de la source ferrugineuse. La différence de température, de minéralisation est due aussi sans aucun doute aux différentes couches de terrain que ces eaux ont traversées.

Nous ne prétendons pas dire cependant que ces différentes eaux minérales doivent posséder des propriétés thérapeutiques identiques, car, comme nous le dirons plus tard, ce n'est pas seulement dans les principes minéralisateurs que contiennent telles ou telles eaux que réside leur action réelle contre telle ou telle maladie, nous désirons prouver seulement que, si l'activité comparative des eaux que nous venons de citer dépend de leurs principes minéralisateurs, Luxeuil assurément doit tenir un autre rang que celui que lui ont donné bien à tort quelques auteurs. M. le docteur Revillout a dressé dans son ouvrage un tableau comparatif qui établit d'une manière précise que les eaux de Luxeuil ne le cèdent en rien aux autres eaux thermales de l'est de la France, non-seulement pour les principes minéralisateurs, mais encore sous le rapport du calorique intime, de l'électricité et des gaz qu'elles contiennent « puisque, ajoute encore M. Revillout, l'analyse donne aux eaux de Luxeuil quatre fois autant de principe qu'aux eaux de Plombières, puisque dans l'un et l'autre établissement, la température de l'eau dépasse le degré de chaleur que l'homme peut supporter, puisque leurs gaz sont les mêmes, à quelle cause faut-il donc attribuer l'espèce de discrédit dans lequel sont tombés les thermes de Luxeuil ? » Assurément les choses ne sont pas aujourd'hui ce qu'elles étaient à l'époque où M. le docteur Revillout publiait son livre (mars 1838). L'établissement thermal de Luxeuil appartient aujourd'hui à l'état qui lui a prouvé toute sa sollicitude. Les logements sont beaucoup plus nombreux et à proximité des bains; aussi cette année déjà, le nombre des baigneurs a atteint un chiffre très élevé, et nous ne doutons pas un instant que d'ici à quelques années, l'établissement thermal de Luxeuil n'ait reconquis son ancienne réputation.

CHAPITRE IV.

Des propriétés thérapeutiques des eaux de Luxeuil et de leur mode d'administration.

Si nous parcourons les nombreux traités sur les eaux minérales, nous y trouverons bien des opinions contradictoires, bien des théories sur l'explication de leurs vertus. Si d'un côté on fait jouer un rôle trop important à la chimie, à la matière médicale minérale proprement dite, il faut avouer qu'on fait aussi trop bon marché quelquefois des agents spécifiques qui donnent tant de ressources à la médecine en dehors même de la pratique des eaux minérales. Pour bien s'entendre, il faudrait selon nous faire une division très importante et admettre deux grandes classes d'eaux minérales : celles qui agissent par les principes véritablement spécifiques qu'elles renferment, tels que le fer, l'arsenic, l'iode, le soufre, le manganèse ; et celles dans lesquelles ces agents ne se retrouvent pas, ou n'existent qu'à des doses relativement très minimes et qui cependant ont prouvé leur action thérapeutique réelle par l'expérience médicale, par l'observation des mêmes résultats, proclamée pendant une longue suite d'années. Nous avons vu que l'établissement thermal de Luxeuil renferme à lui seul ces deux grandes catégories ; eaux thermales assez activement minéralisées, mais ne contenant qu'une quantité très minime d'agent spécifique proprement dit, et eaux thermales se distinguant sutout par la présence de deux de ces agents, le fer et le manganèse. Nous nous occuperons donc séparément des propriétés thérapeutiques, de ces deux divisions des eaux de Luxeuil.

§ 1. Eaux de Luxeuil, à l'exception de la source ferrugineuse.

Les eaux de Luxeuil dont nous nous occupons en ce moment, ont comme la plupart des eaux minérales, la propriété d'augmenter les forces vitales en stimulant l'organisme ; mais il faut avant tout que leur emploi soit *formulé* d'une manière précise et subordonné à l'idiosyncrasie des malades, à leur tempérament. Les eaux de Luxeuil s'administrent en boissons, en bains, en douches et en étuves, ou bains de vapeur.

1° *De la boisson.* — Les eaux de Luxeuil en boisson sont d'une digestion assez facile, mais il faut cependant se garder d'en faire un usage immodéré. Certains malades boivent jusqu'à dix et quinze verres par jour, c'est là un abus que le médecin ne saurait trop défendre, surtout si la muqueuse de l'estomac est un peu susceptible d'irritation. Un ou deux verres le matin à jeun, et la même quantité deux heures avant le repas du soir suffisent parfaitement dans un traitement bien dirigé. Il est selon nous important que les malades ne contractent pas la paresseuse habitude de se faire apporter l'eau chaude dans le bain toujours un peu éloigné de la source ; cette recommandation est peut-être moins importante à Luxeuil, où les sources se trouvent toutes dans l'établissement. Nous conseillons cependant aux malades d'aller toujours boire à la source même, afin que l'eau n'ait perdu ni de son gaz ni de son calorique. Les eaux de Luxeuil augmentent la sécrétion de la muqueuse gastro-intestinale et déterminent souvent un flux diarrhéique, qui cesse de lui-même assez promptement ; il survient aussi quelquefois un peu de constipation causée par l'augmentation de l'absorption intestinale, on doit alors surveiller attentivement l'administration de la boisson minérale, et avoir recours à quelques lavements ou douches ascendantes. Il est des personnes chez lesquelles l'eau prise en boisson détermine un malaise, une agitation générale, un embarras gastrique réel, elle ne devrait donc pas être ordonnée indistinctement à tous les malades ; mais il ne faut pas oublier qu'elle rend souvent de très grands services. On la recommande avec le plus grand succès aux personnes chez lesquelles on a constaté l'atonie, la faiblesse de la muqueuse de l'estomac.

2° *Des bains.* — Il n'est certainement pas d'établissement mieux disposé que celui de Luxeuil pour administrer les bains à des températures différentes, bains frais, bains tièdes et bains très chauds. Nous avons vu que les sources nombreuses que nous avons décrites présentent des degrés de calorique très différents, et nous savons que la piscine du bain gradué à elle seule peut offrir aux baigneurs, dans un même bassin, quatre compartiments séparés à 27, 28, 29 et 30°. Nous n'oublierons pas non plus que la piscine du bain des Dames, qui n'est pas employée aujourd'hui, pourrait très facilement être affectée à l'administration de bains à haute température.

3° *Bains frais.* — Les bains frais agissent en ralentissant la circulation ; ils peuvent cependant, s'ils ne sont pas trop prolongés, être suivis d'une certaine réaction plus manifeste dans les bains à une température plus basse. Ces bains sont essentiellement calmants, mais ils ne semblent pas devoir agir beaucoup par les principes minéralisateurs qu'ils contiennent.

4° *Bains chauds et tièdes.* — Ce sont les bains qui sont le plus souvent employés, surtout dans les affections chroniques des voies digestives, dans les rhumatismes chroniques, dans les maladies des articulations, dans les engorgements de certains viscères, dans les scrofules. On les emploie peu dans les maladies de la peau. M. le docteur Chapelain dit en avoir retiré de bons effets dans quelques affections de cet organe. Nous ne pensons pas comme lui, que les heureux résultats qu'il a obtenus sont dûs à l'onctuosité des eaux qui a assoupli les téguments. Il serait plus logique d'admettre que les eaux agissent par leurs propriétés ordinaires, qui ne sont pas émollientes, et que, si elles guérissent certaines affections de la peau, c'est plutôt par une excitation légère et substitutive que par leurs propriétés onctueuses et émollientes.

Les bains tièdes offrent évidemment de très bonnes conditions pour l'absorption des principes minéralisateurs et du calorique ; ils peuvent être impunément prolongés pendant un temps assez long. L'excitation qu'ils produisent est très modérée, et suffit cependant pour appeler le sang à la peau et réveiller l'activité du système vasculaire.

5° *Bains très chauds.* — Les bains très chauds ont une action excitante très prononcée; nous avons dit qu'ils sont abandonnés depuis quelques années à Luxeuil, mais nous ne saurions trop insister sur la nécessité de ne pas négliger cette ressource si puissante. En effet les bains très chauds, c'est-à-dire à une température plus élevée de plusieurs degrés que celle du sang, seront très utilement employés toutes les fois qu'il s'agira de déterminer à la peau une excitation très énergique, au moyen de laquelle on obtiendra une révulsion très prompte, une transpiration très abondante ; ils réussiront contre les rhumatismes chroniques, contre quelques affections goutteuses. Sans vouloir prétendre que la plupart de nos maladies sont dues à une affection cutanée préexistante, soit chez le malade, soit chez son père, au besoin même chez ses aïeux, nous savons que certains dérangements de la santé sont dus souvent à la suppression d'un exanthème ; les bains chauds seront dans ce cas d'un très grand secours. Nous voyons en effet, que si l'usage des bains tempérés détermine cette éruption connue sous le nom de poussée ou de gale des eaux, ce phénomène se produit surtout chez les personnes à qui l'on a recommandé l'emploi des bains très chauds, d'où nous pouvons conclure que ces bains devront être très utilement employés pour rappeler les affections cutanées dont la suppression a pu causer tant de désordres de la santé.

Puisque nous avons parlé de la gale des eaux, qu'on nous permette à ce sujet une légère digression que nous croyons de quelque intérêt, au point de vue de l'action des eaux minérales. Quelques auteurs ont expliqué le phénomène de la poussée par le plus ou moins d'alcalinité des eaux thermales ; cette théorie ne nous paraît pas fondée sur une observation bien attentive, car si nous comparons entre elles les eaux de Vichy, de Néris, de Plombières, de Luxeuil, nous verrons que la poussée des eaux est très fréquente à Néris, un peu moins à Plombières et à Luxeuil et presque nulle à Vichy ; si maintenant nous comparons les différents degrés d'alcalinité de ces eaux, pourrons-nous raisonnablement conclure que la fréquence du phénomène dont nous nous occupons, est en raison directe de cette plus ou moins grande alcalinité?

Nous empruntons à M. Champion, de Nancy, ancien médecin inspecteur de l'établissement thermal de Luxeuil, une observation de «*paralysie des extrémités inférieures, suite de gale répercutée, guérie par l'usage des bains chauds.* »

« Le nommé Claude Bonpart, natif de Berteney, « département de la Haute-Marne, fusilier dans la « 109e demi-brigade, fut affecté de paralysie des « extrémités inférieures, *suite de gale répercutée ;* « depuis vingt mois il avait fait usage des eaux de « Bourbonne sans succès. Arrivé à Luxeuil, il prit « 15 bains à 27° Réaumur, sans soulagement mar- « qué; mais une saison et demie de bains à haute « température et de douches ont appelé l'éruption « psorique qui a été traitée par les moyens ordinai- « res; et, au bout de quarante jours, le malade a pu « être envoyé au dépôt, quoique faible encore, mais « entièrement guéri de sa paralysie. »

Cette observation pourrait sans doute être un peu plus détaillée et complète, mais elle n'en prouve pas moins d'une manière très concluante que là où les bains de Bourbonne et les bains tempérés de Luxeuil avaient échoué, les bains à haute température ont guéril a paralysie, en rappelant l'éruption psorique disparue.

Les bains chauds sont aussi prescrits avec succès, lorsqu'à la suite de fatigues ou d'excès de toutes sortes, il sera nécessaire de réveiller les propriétés vitales de la peau, et même de quelques organes ; dans ce dernier cas surtout, le médecin devra surveiller avec une grande attention l'effet de cette puissante médication, afin de ne pas dépasser l'excitation qu'il désire produire. Nous n'avons pas besoin d'ajouter que le bain chaud ne doit pas être d'une longue durée; il est impossible au médecin de fixer d'avance le temps que le malade devra rester dans ce bain, il serait à désirer qu'il pût toujours en surveiller lui-même l'administration.

Ce que nous venons de dire du bain chaud a pendant longtemps trouvé son application à Luxeuil; ce n'est donc point seulement une théorie que nous exposons, c'est le résultat de l'observation des médecins habiles qui, jusque dans ces derniers temps ont été chargés de l'inspection de l'établissement. Les ressources matérielles sont les mêmes aujourd'hui, la piscine du bain des Dames peut encore recevoir des malades, et nous ne doutons pas un instant que l'administration ne lui rende bientôt son ancienne destination.

6° *Douches.* — Les eaux de Luxeuil sont employées en douches descendantes, horizontales, ascendantes et douches écossaises, ces dernières, comme nous l'avons dit, sont très-peu nombreuses; mais il serait on ne peut plus facile d'en établir un plus grand nombre. Les douches descendantes ou douches à percussion sont on ne peut mieux disposées pour les besoins du service, cependant on doit encore en construire de nouvelles à haute pression. Leur température peut être très exactement calculée, et ne varie pas comme dans beaucoup d'autres établissements. Ces douches peuvent être divisées en directes ou résolutives et indirectes ou révulsives. Les douches résolutives, comme leur nom l'indique, sont employées avec grand succès contre certains engorgements chroniques, en réveillant l'activité de l'organe malade; elles réussissent aussi dans les rhumatismes de la région lombaire, dans certaines arthrites chroniques; mais nous ne saurions trop insister sur les précautions avec lesquelles ces douches doivent être administrées; le médecin ne saurait trop en surveiller l'effet que les malades ne peuvent souvent apprécier. Nous avons constaté plus d'une fois que les douches ainsi dirigées sur le point ou sur l'organe malade amènent une inflammation dangereuse, quelquefois même une dégénérescence.

Les douches indirectes ou révulsives peuvent être appliquées avec beaucoup moins de circonspection que les douches résolutives; leur usage devra donc être beaucoup plus fréquent et plus sûr; on les emploie pour réveiller les fonctions de la peau, ranimer la tonicité des membres, activer la chaleur et la circulation, dans toutes les circonstances enfin où l'organisme a besoin d'éprouver un ébranlement, une certaine secousse. Si l'on doit éviter l'emploi des bains dans les affections du cœur, du poumon et de certains viscères, on doit, à plus forte raison, proscrire les douches dont l'action est excitante au plus haut degré.

Nous avons dit que les appareils de douches du bain ferrugineux se trouvent dans les cabinets de bain, ce qui permet au malade de recevoir la douche sans sortir de la baignoire. Dans quelques cabinets spéciaux de douches, le malade reste debout ou assis sur une espèce de sellette assez incommode; la première disposition nous paraît évidemment préférable, elle permet cependant assez difficilement au malade de recevoir la colonne d'eau sur tous les points du corps : il serait beaucoup mieux, selon nous, que chaque cabinet de douches fût pourvu d'un lit de sangle, sur lequel le malade serait étendu sans aucune espèce d'effort musculaire. C'est là une amélioration bien facile et qu'il suffit seulement d'indiquer.

Je n'ai pas besoin de dire que l'on varie à volonté le volume et la forme de la colonne d'eau en la faisant passer à travers différentes sortes d'ajoutages.

7° *Douche ascendante.* — Les douches ascendantes peuvent être divisées comme les douches précédentes en directes ou indirectes; elles sont aussi, suivant le point vers lequel elles sont dirigées, périnéales, rectales ou vaginales; les douches rectales et vaginales peuvent être internes ou externes suivant qu'elles pénètrent dans ces organes ou qu'elles frappent seulement la vulve ou la marge de l'anus. Les douches ascendantes peuvent souvent rendre de très grands services là où les bains ont échoué. Les douches rectales ne doivent pas être considérées comme de simples lavements, lorsqu'on les emploie contre la constipation; les lavements dans ce cas agissent par leur effet mécanique et détruisent l'effet sans remédier à la cause ; la douche rectale au contraire, tonifie l'intestin, réveille son activité et s'oppose le plus souvent au retour de la constipation. Nous avons vu des malades chez lesquels l'atonie du gros intestin nécessitait l'usage de purgatifs répétés, complétement guéris par l'usage des douches rectales. Quelques engorgements du même organe dont la nature nous avait paru d'abord suspecte, ont manifestement cédé à l'action de ce moyen. C'est dans ce dernier cas surtout que le médecin devra surveiller avec le plus grand soin son malade, car il peut survenir parfois des symptômes d'irritation qui seront pour lui une bien évidente contre-indication de l'emploi de la douche ascendante.

Les douches périnéales sont employées contre certaines affections chroniques de la vessie et de la prostate.

Les douches vulvaires et vaginales réussissent parfaitement dans certaines formes de métrite chronique, dans la vaginite sub-aiguë : on les emploie aussi contre la maladie si connue sous le nom de prurit vulvaire.

8° *Douche écossaise.* — La douche écossaise se compose, comme tout le monde le sait, d'un jet d'eau froide succédant brusquement à un jet d'eau chaude et réciproquement. Lorsque le jet d'eau froide a cessé, la peau tend à réagir, et l'eau chaude vient encore aider cette réaction, l'eau froide revient alors et trouve la peau plus disposée à réagir encore; c'est ainsi que l'on obtient une excitation très grande, un appel du sang à la peau, un réveil de tout l'organisme. La douche écossaise doit être entièrement proscrite chez les personnes très irritables ; souvent aussi elle ne devra pas être administrée aux malades, au début du traitement; il faudra déjà qu'ils aient été soumis à l'usage des bains thermaux et des douches ordinaires pour être à même de supporter la douche écossaise, et d'en ressentir les bons effets.

Il existe peu de moyens plus capables de rendre les forces et comme la vie à certains malades : quelques-uns en effet pouvant à peine marcher, retrouvent une souplesse inconnue et supportent sans fatigue une marche assez longue, après l'usage de la douche écossais.

9° *Des étuves ou bains de vapeur.* — Quoique le nombre des étuves ne soit pas très considérable, on a cependant constaté de très bons effets de leur emploi ; aussi verrons nous bientôt à Luxeuil un nombre plus considérable de ces appareils auxquels on doit ajouter aussi des chambres d'inhalation.

Les bains d'étuves sont surtout employés pour déterminer à la peau une excitation très grande et une sueur abondante; ils peuvent être généraux ou partiels ; comme les bains très chauds, ils demandent de la part du médecin une très grande surveillance et ne conviennent pas en général aux personnes délicates et nerveuses. Pour éviter l'afflux du sang au cerveau, les malades feront bien de se mouiller le front et la tête avec une éponge ou une compresse imbibée d'eau froide pendant tout le temps qu'ils resteront exposés à l'action de la vapeur.

Jusqu'ici l'expérience seule a prouvé le bon effet des eaux de Luxeuil employées en vapeurs; il serait à désirer que l'analyse chimique vînt à son tour éclairer cette partie si importante de la thérapeutique.

§ 2. Durée des bains.

Il est difficile d'établir des règles générales sur la durée des bains; cette durée dépendra d'abord de la température : les bains froids et très chauds devront être très peu prolongés, tandis que les bains tempérés le seront sans inconvénient. Leur durée habituelle est d'une heure ou deux; certains malades, cependant, ne pourront les supporter pendant un aussi long temps. J'ai remarqué sur moi-même que pendant mon séjour dans le bain, même tempéré, le pouls, qui, après la première demi-heure, s'était sensiblement ralenti, manifestait une accélération rapide dès que ce temps était dépassé. Il est donc nécessaire que le médecin, avant de fixer à son malade la durée de son bain, en constate par lui-même l'effet physiologique. Certains malades se trouvent parfaitement bien d'un bain prolongé pendant plus de deux heures; ils y restent d'autant plus volontiers, lorsqu'ils peuvent le prendre en piscine; là, en effet, ils trouvent l'avantage de la conversation générale, et, de plus, la température toujours uniforme par le renouvellement continuel de l'eau. Nous ne devons pas oublier qu'à Luxeuil l'eau des piscines se renouvelle sans interruption. Dans quelques cas exceptionnels, on a vu certaines affections, entre autres quelques formes de folie, céder à l'usage des bains tièdes prolongés pendant douze et quinze heures.

La durée des douches est d'un quart d'heure environ ; les douches écossaises devront être plus ou moins prolongées, selon le plus ou moins de promptitude de la réaction. Les douches ascendantes internes devront être d'assez courte durée. Enfin, les étuves ou bains de vapeur seront plus ou moins longues, suivant qu'elles seront générales ou partielles.

CHAPITRE V.

Propriétés thérapeutiques des dépôts produits par les eaux.

On a, selon nous, un peu trop négligé dans ces derniers temps l'emploi des dépôts produits par les eaux de Luxeuil. Les différentes analyses de ces dépôts que nous avons reproduites, nous mettent sur la voie de propriétés thérapeutiques très importantes, et quoique depuis quelques années l'usage de ce résidu minéral ait été abandonné, l'expérience l'avait cependant depuis longtemps consacré. M. Champion de Nancy que nous avons déjà cité, dit avoir employé avec le plus grand succès ces dépôts sur les plaies et les ulcères de toute espéce, sur les tumeurs des glandes, sur les dépôts froids des articulations et même sur certains chancres vénériens.

Nous empruntons encore à notre honorable confrère deux observations de malades traités par ces résidus des eaux de Luxeuil.

« Le nommé Léopold Marc, de Malzeville, près de « Nancy, âgé de 22 ans, était affecté depuis 12 ans « d'ulcères écrouelleux au visage, qui lui occupaient « toute la face du côté gauche. Il y avait plusieurs « ulcères profonds qui s'étendaient depuis le nez « jusqu'à l'oreille inclusivement et présentaient un « aspect hideux. Il me fut adressé par des personnes « charitables et je me décidai à l'entreprendre. Le « foyer de suppuration était si grand et fournissait « si abondamment une matière visqueuse et caillée,

« que je ne crus pas devoir insister sur la suppura-
« tion ; mais il me vint en pensée de lui donner la
« gale à la tête, afin d'opérer la dérivation d'une par-
« tie de cette humeur qui fournissait les ulcères. Ce
« moyen me réussit, et quelques jours après je com-
« mençai à appliquer des couches légères de pom-
« made minérale d'abord sur les sillons les plus
« saillants des ulcères, et ensuite, par degrés, sur
« les ulcères mêmes. J'employai en même temps un
« traitement dépuratif antiscorbutique réuni à l'u-
« sage des purgatifs fondants placés à des intervalles
« convenables. La guérison a été complète après
« trois mois de traitement ; mais s'étant livré, pen-
« dant l'hiver, à tous les travaux de la campagne sans
« se garantir le visage, il lui était survenu quelques
« croûtes isolées, que j'ai guéries facilement le prin-
« temps suivant par les mêmes moyens. »

La seconde observation de M. le docteur Champion, quoique beaucoup plus courte et moins explicative, nous paraît encore plus concluante :

« La fille X. de V....., âgée de 12 ans, avait un long
« ulcère scrofuleux sur le larynx, avec des pustules
« et des glandes engorgées. La pommade minérale a
« encore ici été appliquée avec le plus grand succès.
« La malade a été guérie complétement dans l'es-
« pace de deux mois, car la guérison de l'ulcération
« a ramené les glandes à leur volume normal. »

Forts de ces observations consciencieuses et d'un grand nombre d'autres semblables qu'il serait trop long de rapporter ici, nous pouvons donc affirmer que les dépôts des eaux minérales de Luxeuil ont rendu et peuvent rendre encore de très grands services à la thérapeutique.

CHAPITRE VI.

Propriétés thérapeutiques de l'eau ferrugineuse.

Nous avons dit que l'eau ferrugineuse de Luxeuil peut être distinguée des autres sources qui alimentent l'établissement thermal, parce qu'elle nous semble devoir agir surtout par les principes spécifiques qu'elle contient; assurément nous retrouvons aussi ces principes dans les sources que nous avons décrites, mais l'analyse a constaté qu'ils n'y existent pas dans les mêmes proportions, qu'ils n'y jouissent pas des mêmes affinités, qu'ils n'en constituent pas pour ainsi dire l'essence comme dans l'eau ferrugineuse.

C'est maintenant surtout que nous devons faire ressortir ce fait depuis longtemps constaté et que M. le docteur O. Henry fils a si exactement démontré. Nous avons dit et répété que si l'eau ferrugineuse de Luxeuil exposée à l'air laisse précipiter une grande quantité pour ne pas dire la totalité de l'oxyde de fer qu'elle contient, l'oxyde de manganèse, au contraire, reste presque complétement dissous, car on n'en retrouve que des traces très minimes dans le dépôt ocreux formé par l'eau ferrugineuse.

Dans l'eau des bains dont nous avons fait un chapitre à part : bain des Dames, des Capucins, des Cuvettes, etc. le manganèse se retrouve à peine, parce qu'il est tout entier dans le dépôt noirâtre qui recouvre les bassins. Comment expliquer cette complète différence, et n'avons-nous pas raison de dire qu'il y a là des affinités complétement distinctes, qui suffisent parfaitement pour justifier la division que nous avons admise. Puisque le manganèse doit jouer un si grand rôle dans les propiétés thérapeutiques de l'eau minérale dont nous nous occupons en ce moment, il eût peut-être été préférable de donner à ce bain un nom complexe qui rappelât l'existence du principe manganésique : nous conserverons néanmoins celui que l'usage a adopté.

On a bien souvent discuté la question de l'absorption par la peau des principes minéralisateurs contenus dans les eaux : sans nous étendre longuement sur ce sujet, nous en dirons quelques mots à propos du bain ferrugineux le plus intéressé dans la question.

On a nié tout d'abord l'absorption de certains principes et surtout du principe ferrugineux, et cependant on a constaté que certains malades qui n'avaient pu prendre en boisson ces agents spécifiques, en éprouvaient des effets très connus après l'usage en bain des eaux qui les contiennent. On a cherché alors à imiter autant que possible leur nature ; après avoir reconnu que les substances alcalines seules avaient la vertu d'être absorbées dans les bains, on a associé ces substances aux principes réfractaires à l'absorption. M. le docteur O. Henry publie dans sa thèse une série d'expériences très curieuses à ce sujet. D'abord, il a expérimenté avec l'iodure de potassium, le ferrocyanure de potassium et le bichromate de potasse : quelques traces d'iodure alcalin ont seules été retrouvées. Dans la seconde série d'expériences, le carbonate de soude a été associé aux sels précédents, l'iodure et le bichromate ont été absorbés, le ferrocyanure seul n'a pas passé ; il y a donc une exclusion réelle du principe ferrugineux. Prenez garde, nous dit-on, le malade plongé dans le bain ferrugineux de Luxeuil pendant autant de temps que vous voudrez, n'absorbera pas un atome de principe ferrugineux. L'objection est parfaitement fondée, et cependant le malade retire évidemment de ce bain le bienfait que les préparations ferrugineuses seules procurent. Mais cette eau, que nous donnons en bain, ne contient-elle pas un autre principe qui a été absorbé et qui jouit de propriétés thérapeutiques analogues à celles qui, jusqu'en ces derniers temps, ont été attribuées exclusivement aux préparations ferrugineuses ? Cet agent, c'est le manganèse, qui, pour une raison que nous ne chercherons pas à expliquer, reste dissous là où le fer se précipite, le manganèse, qui a été absorbé par la peau, grâce aux substances alcalines avec lesquelles la nature l'a combiné plus intimement sans doute que le plus habile chimiste ne saurait le faire.

Disons le donc bien haut, l'eau ferrugineuse de Luxeuil agit à la fois et par l'oxyde de fer et par l'oxyde de manganèse qu'elle contient.

Nous avons dit que les propriétés thérapeutiques du manganèse sont analogues à celles du fer, entrons maintenant dans quelques détails à ce sujet.

On sait que l'affinité du fer pour le manganèse est des plus grandes ; les minéralogistes nous ont appris qu'on rencontre presque partout les deux métaux réunis. Ce qui est bien plus important pour nous, c'est qu'on les retrouve tous deux dans l'organisme humain. Fourcroy et Vauquelin avaient trouvé du manganèse dans les os, Gmelin dans le suc gastrique. Plus tard, Millon, Wurzer, Marchessaux, ont trouvé du manganèse et du fer dans le sang, et ont pu doser ces deux substances par les méthodes d'analyse habituelles. M. le docteur Petrequin de Lyon, dans son intéressant mémoire sur l'emploi thérapeutique du manganèse, rapporte qu'il a constaté la présence de ce métal, dans le pus de bonne nature. D'après toutes ces expériences, il est bien évident que, comme le fer, le manganèse fait partie intégrante des globules du sang.

On comprendra maintenant que le manganèse doive jouer en thérapeutique un rôle analogue à celui du fer, je dirai plus : le manganèse réussira là où le fer seul n'a pas réussi, il sera un adjuvant, un complément du fer, peut-être même sera-t-il toléré par certains malades qui n'ont pu s'habituer à l'usage des préparations ferrugineuses. N'oublions pas enfin, et cela est très important, que les préparations de manganèse ne sont point incompatibles avec les autres toniques ; elles ne sont pas précipitées par le tannin et peuvent être administrées avec certaines substances astringentes qui altéreront les préparations ferrugineuses.

Assurément il est difficile de déterminer à quel genre d'affections spéciales convient le fer, à quel genre conviendra le manganèse, de même qu'il est bien difficile de prétendre que tantôt le fer, tantôt le manganèse fera défaut dans les globules sanguins : il est donc rationnel d'administrer en même temps ces deux agents spécifiques. Leur réunion fournira évidemment à la thérapeutique une de ses plus merveilleuses ressources. Déjà la pharmacie a publié de nombreuses formules de préparations ferro-manganiques, mais où trouverons-nous ces deux agents plus habilement combinés que dans les eaux ferro-manganiques de

Luxeuil administrées en boissons, en bains, en douches descendantes et ascendantes.

Quelles sont maintenant les affections qui seront combattues avec succès par l'eau ferrugineuse de Luxeuil. D'abord et au premier rang, la chloro-anémie avec tout son cortége d'accidents que l'on a trop souvent confondus avec des symptômes d'affections organiques. Les malades atteints d'hypertrophie du cœur, d'endocardite avec épaississement, insuffisance des valvules ne devront pas évidemment être envoyés à Luxeuil, mais si l'auscultation ne nous fait reconnaître qu'un souffle doux, moelleux, diffus, vaporeux, si je puis m'exprimer ainsi, ayant son maximum d'intensité à l'orifice aortique, se passant après le premier bruit, mais sans modification aucune du timbre des bruits valvulaires, envoyons sans hésiter le malade à Luxeuil, il y trouvera certainement la guérison. Il en sera de même pour ceux qu'ont épuisés des pertes de sang abondantes, ou trop souvent répétées; l'écoulement sanguin non combattu est à lui seul la cause d'un écoulement sanguin semblable, mais plus abondant; peu à peu le sang perd toutes ses qualités plastiques, l'estomac ne recevant plus les matériaux dont il a besoin devient moins apte à supporter un médicament quelconque, quelquefois même l'eau de Luxeuil ne pourra lui être administrée en boisson. Dans ce cas, il faudra commencer le traitement par quelques bains, quelques douches qui suffiront quelquefois pour ramener la guérison, mais qui toujours rendront à l'estomac l'énergie nécessaire pour supporter une médication aussi importante.

Nous enverrons aussi aux bains ferrugineux de Luxeuil ce nombre si énorme de malades atteints de névroses de toute espèce, dues aussi à cet appauvrissement du sang, les gastralgiques, les dispepsiques, les hypocondriaques. Les individus atteints de diarrhées chroniques et rebelles, dues au manque de tonicité de la muqueuse intestinale, les blennorrhagies chroniques, quelques affections du foie, dues aussi à une altération du sang, et à des accès répétés de fièvres intermittentes, la cachexie scorbutique et scrofuleuse trouveront toujours une amélioration notable et souvent une guérison complète dans l'usage des eaux ferrugineuses de Luxeuil.

Mais c'est surtout dans les affections propres aux femmes que les eaux ferrugineuses rendront les plus grands services. Nous avons dit que dans le fond de chacune des baignoires est un appareil à injection vaginale qui peut être mis ou retiré à volonté, les malades peuvent donc sans sortir de leur baignoire avoir recours à ce moyen de traitement si important. Nous reviendrons aussi à ce propos sur une remarque que nous avons faite plus haut, lorsque nous constations que l'eau ferrugineuse arrive de la source jusque dans le bain et pénètre par le *fond de la baignoire* sans avoir rien pu perdre des principes qu'elle contient.

Parmi les affections utérines les plus fréquentes on doit ranger évidemment ces engorgements du col et de l'organe tout entier de nature molle, blanche, lymphatique, ces déplacements dûs au trop grand relâchement des ligaments; tous ces désordres seront très promptement et très radicalement guéris par l'emploi des injections vaginales, uni à l'usage de la boisson, des bains et de la douche. J'ai eu occasion de rencontrer à Luxeuil une dame dont je ne puis publier l'observation : cette malade arrivée à l'établissement dans un état qui ne lui permettait pas de rester un instant debout est partie au bout d'un mois de traitement sans ressentir aucun des symptômes de cette terrible affection.

Je n'ai pas besoin de dire que l'eau ferrugineuse guérit d'une manière certaine la leucorrhée chronique, ainsi que le catarrhe urétro-vaginal.

Nous craindrions de jeter de la défaveur sur les bains dont nous nous occupons, en affirmant qu'ils peuvent aussi guérir la stérilité, mais nous croyons qu'ils peuvent revendiquer cette vertu à plus de titres que beaucoup d'autres eaux minérales.

En effet, l'eau ferrugineuse de Luxeuil guérira la stérilité toutes les fois qu'elle sera due à un état de débilité générale et à certains déplacements de l'utérus.

L'eau ferro-manganique en boisson ne devra être prise d'abord qu'en assez petite quantité, soit au milieu de la journée, soit avant le repas ; on pourra également la prendre coupée avec le vin pendant les repas. De cette manière, elle excite l'appétit et est parfaitement supportée par l'estomac.

Les règles pour l'administration des bains et des douches sont celles que nous avons déterminées pour les autres eaux de l'établissement thermal, nous ne reviendrons pas sur ce sujet.

CHAPITRE VII.

Médecine adjuvante.

Les auteurs de traités sur les eaux minérales se sont, en général, peu occupés de la question très importante, selon nous, de la médecine adjuvante du traitement thermal. Si nous parcourons les observations recueillies par les médecins inspecteurs des établissements thermaux, nous constaterons que, bien souvent, la guérison des malades peut être attribuée, non pas à l'usage des eaux, mais à un traitement fort énergique, qui souvent n'a aucune espèce de rapport thérapeutique avec les agents généraux ou spécifiques que renferment les eaux minérales. Souvent aussi nous verrons ces mêmes médecins ajouter à l'eau minérale certains agents qui en dénaturent complétement la composition. C'est là, selon nous, faire une trop belle part à la critique et justifier un peu l'opinion trop répandue que, si les bains d'eau minérale ne font pas de bien, ils ne font pas de mal. Nous sommes certainement bien loin de prétendre que le médecin ne doive pas venir en aide au traitement thermal, qu'on ne puisse ajouter aux bains des substances très peu actives par elles-mêmes, telles que le son, l'amidon, etc. Nous ne voulons pas surtout, bien entendu, qu'une maladie intercurrente soit négligée par la raison que le malade suit un traitement thermal. Mais nous voudrions, avant tout, prouver aux incrédules la vertu réelle des eaux minérales, et pour cela nous croyons souverainement utile d'être très réservé sur l'emploi de la médecine adjuvante.

Il a été pendant très longtemps d'usage aux eaux minérales de purger les malades au moment de leur arrivée, afin de les préparer au traitement. Cette méthode a été, à tort ou à raison, complétement abandonnée, mais ce n'était là, nous le répétons, qu'une préparation et non pas de la médecine adjuvante. Aujourd'hui, quelques médecins qui blâment cet ancien usage, et le trouvent tout au moins inutile, ne craignent pas de médicamenter leurs malades pendant tout le temps de la cure ; la plupart des bains sont, d'après leur ordonnance, additionnés de substances très actives et souvent même de médicaments spécifiques, tels que le soufre, le fer, l'iode. Pourquoi alors, dira-t-on, déplacer votre malade ? ne pourriez-vous pas aussi bien composer un bain minéral de toutes pièces ? A cette objection, on répondra, je le sais, qu'un bain d'eau ordinaire, auquel on aura ajouté différentes substances médicamenteuses, ne remplira jamais les mêmes conditions que le bain d'eau minéro-thermal, additionné des mêmes substances ; on n'y retrouvera ni la chaleur naturelle, ni l'électricité, ni certains gaz, ni enfin ce quelque chose de particulier qui échappe à l'analyse, et que les laboratoires pharmaceutiques ne sauraient remplacer. Mais qui vous dit que les agents spéciaux que vous ajoutez ne nuisent pas à ces différents principes, qu'ils n'en altérent pas la composition intime, qu'ils n'en détruisent pas les affinités, les combinaisons.

Nous sommes convaincu, pour notre part, qu'il est très utile de ne pas faire jouer un rôle aussi important à la médecine adjuvante. Assurément le médecin devra surveiller son malade, tempérer, s'il le peut, l'excitation souvent produite par les eaux minérales, agir énergiquement contre toute maladie intercurrente, mais il devra, selon nous, être réservé sur l'emploi d'une médication active qui pourrait, sinon annihiler, du moins affaiblir l'effet produit par le traitement thermal.

Nous ne saurions trop répéter, enfin, que le malade auquel on a appliqué à plusieurs reprises, pendant une cure thermale, des révulsifs de toutes sortes, qu'on a ventousé chaque jour, qui a ajouté à son bain d'eau minérale une foule de substances médicamenteuses très actives, ne pourra évidemment avoir une confiance exclusive dans l'efficacité des eaux minérales dont il a fait usage.

CHAPITRE VIII.

Saison thermale.

Il nous reste maintenant à dire quelques mots sur l'époque de l'année que les malades doivent choisir pour prendre les eaux, et le temps pendant lequel ils doivent y rester. On ne s'entend malheureusement pas très bien sur l'expression adoptée de *Saison thermale*. Elle s'applique, en effet, tantôt à l'époque à laquelle on doit prendre les eaux, tantôt à la durée du séjour; on dit : Faire une ou deux saisons. Il vaudrait beaucoup mieux, selon nous, supprimer ce mot et lui rendre son sens véritable en dehors des habitudes thermales. Nous préférons de beaucoup le mot *cure* des Allemands adopté par M. le docteur Durand Fardel, dans son remarquable ouvrage sur les eaux de Vichy.

Ce que nous dirons ici de l'époque à laquelle les malades doivent prendre les eaux pourrait s'appliquer à tous les établissements thermaux, car l'habitude a consacré le moment de l'année sans doute le plus agréable, le plus commode pour le voyage, le plus propice aux distractions de toutes sortes. Mais il n'en est pas moins vrai que les malades pourraient souvent retirer les mêmes bienfaits des eaux thermales en y venant même pendant l'hiver, pourvu toutefois que l'établissement fût construit dans des conditions favorables. Nous avons vu, en décrivant l'établissement thermal de Luxeuil, que la galerie qui longe le bâtiment situé à l'ouest, doit être chauffée et vitrée dans toute sa longueur. Cette modification permettrait évidemment de recevoir des malades pendant l'hiver, il est bien entendu cependant que la saison d'été sera toujours préférable. N'oublions pas qu'à Luxeuil, où les malades n'ont point à redouter, comme nous l'avons dit déjà, la fraîcheur prématurée des premières et des dernières heures de la journée, la saison d'été pourra commencer plus tôt et finir plus tard que dans beaucoup d'autres établissements, ne présentant pas les mêmes conditions hygiéniques. A Luxeuil donc, ce qu'on est convenu d'appeler la saison des eaux, pourra commencer au 1er mai et se prolonger jusque dans les premiers jours d'octobre.

Nous avons dit qu'il était important de formuler le traitement par les eaux thermales ; cette formule comprend évidemment la durée de la cure.

Tout le monde sait, et les malades savent malheureusement trop, que l'usage, plutôt que les médecins, a admis le nombre de vingt et un bains comme terme nécessaire de la cure. Ce serait tenter une grande révolution dans les habitudes thermales que de vouloir changer quelque chose à cet usage. Prenez garde, nous dit-on, si vous prescrivez aux malades une plus longue absence, en dehors de leurs habitudes, de leurs intérêts, ils renonceront à venir prendre nos eaux. Mais d'abord nous admettons que nos malades considèrent le voyage aux eaux minérales comme un traitement sérieux, qui doit être dirigé et formulé par le médecin ; et puis, d'ailleurs, nous serons souvent moins exigeants que l'usage, et nous ne demanderons que quinze jours au lieu de vingt et un. En général, le temps de la cure à Luxeuil sera de quinze à trente jours. Cependant dans les affections causées par un appauvrissement du sang, le traitement devra souvent être prolongé, et le malade se trouvera bien de faire une seconde cure, après s'être reposé pendant quelques jours.

Ajoutons enfin qu'il appartient surtout au médecin de déterminer d'une manière précise la durée du séjour de ses malades, car cette durée dépend d'une foule d'appréciations, que lui seul est à même de comparer et de juger avec toute connaissance de cause.

CHAPITRE IX.

Conditions hygiéniques.

Nous ne terminerons pas ce travail sans parler des conditions hygiéniques particulières que les baigneurs trouveront aux eaux de Luxeuil, et sans leur donner quelques conseils sur le genre de vie qu'ils doivent adopter et la direction qu'ils doivent donner à leur traitement.

On a dit et répété que les conditions hygiéniques particulières que les malades rencontrent aux eaux, le nouveau genre de vie auquel ils sont soumis, l'exercice, la distraction, sont les véritables causes des guérisons que l'on observe chaque jour dans les établissements thermaux ; assurément ce sont autant d'éléments importants que la thérapeutique ne doit pas négliger, mais ce n'est point une raison pour fermer les yeux à l'évidence et ne pas reconnaître les vertus bien constatées des eaux minérales. Nous serons moins sceptique et moins exclusif, et si nous accordons aux eaux thermales leur valeur thérapeutique réelle, nous n'admettrons pas moins l'influence bien positive des conditions hygiéniques dont il nous reste à parler.

Ces conditions peuvent se résumer, dans le déplacement, le changement de climat, de genre de vie, l'exercice et la distraction.

M. le docteur Durand Fardel, que nous ne saurions trop souvent citer, fait la remarque fort juste que toutes choses égales d'ailleurs, les eaux minérales agissent d'une manière moins formelle sur les habitants de la localité que sur les étrangers, puis il ajoute : « à quoi faut-il attribuer cette condition en « apparence défavorable des habitants des localités « thermales ? On avait cependant remarqué depuis « longtemps que si les eaux minérales jouissaient de « cette propriété spécifique merveilleuse, dont on « s'est plu à les doter avec tant de libéralité, les indi- « gènes qui en peuplent les approches devraient être « absolument exempts des maladies qu'elles seraient « si bien aptes à guérir. Ils ne manquent pas en effet « d'en faire usage à propos des plus légères indispo- « sitions ; dans plus d'un endroit même, ces eaux « entrent pour une certaine part dans les usages « domestiques, et enfin il peut arriver comme à Vi- « chy, que la plupart des eaux potables se trouvent « mélangées en certaine proportion avec les principes « dominants des eaux thermales ; ici le carbonate de « soude, ailleurs des sels de magnésie ou du fer.

« Il est donc vraisemblable qu'une partie de l'in- « différence avec laquelle les malades dont nous par- « lons subissent l'action du traitement thermal, est « due à l'usage trop fréquent ou trop habituel de l'eau « minérale elle-même ou de quelques-uns de ses « principes constituants. *Mais il n'est pas permis de dou- « ter non plus* que ces mêmes malades ne se trouvent « privés d'une notable partie de l'action médicatrice « des eaux minérales, parce que l'usage de ces der- « nières n'est accompagné pour eux d'aucun de ces « changements qui complètent, pour les autres ce « qu'on doit entendre par traitement thermal. »

Cette observation de notre savant confrère, qui a été suivie par lui avec la plus grande attention pendant plusieurs années, ne nous laisse aucun doute sur la proposition importante que nous avons énoncée : les conditions hygiéniques particulières, auxquelles sont soumis les malades qui viennent aux eaux minérales, ont une très grande influence sur le traitement thermal.

Les malades que nous envoyons aux eaux de Luxeuil ne devront donc pas oublier que leurs habitudes hygiéniques doivent être complétement changées, et que cette existence nouvelle est un complément indispensable de la thérapeutique des eaux minérales.

La première précaution à prendre est d'abord de se munir de vêtements très chauds ; assurément, comme nous l'avons dit, la position géographique de Luxeuil n'expose pas cette ville à de très brusques changements de température, il est très prudent néanmoins de se prémunir contre le refroidissement qu'on ressentira toujours le matin et le soir. Il est d'usage à Luxeuil, comme dans tous les établissements thermaux, de prendre les bains et les douches dans la matinée, avant le premier repas; c'est là une coutume à laquelle les malades feront très bien de se soumettre ; le matin en effet, tous les organes sont plus dispos par le repos de la nuit, la digestion est complétement terminée, car le repas du soir a été pris la veille à cinq heures ; puis enfin le malade pourra ainsi disposer de sa journée tout entière pour se livrer à un exercice salutaire et parcourir les environs si pittoresques de Luxeuil.

Quelques médecins recommandent le repos au lit après le bain, cette précaution est quelquefois nécessaire, mais nous la croyons en général au moins inutile. Nous ne la recommandons qu'aux malades qui prennent des bains de vapeur, et chez lesquels nous voulons obtenir une transpiration abondante, qu'on peut favoriser encore par un bouillon ou une infusion chaude.

Quelques personnes éprouvent toujours dans le bain, même tiède, une légère congestion à la tête; il sera bon, dans ce cas, de mouiller le front avec une éponge ou un linge imbibé d'eau fraîche. En sortant du bain le malade devra se frictionner avec des linges échauffés et bien secs, et éviter avec le plus grand soin le refroidissement.

Nous avons dit déjà que les buveurs d'eau doivent aller la chercher à la source même, ce qui est on ne peut plus facile à Luxeuil, puisque les différentes sources se trouvent réunies dans l'établissement; nous ne reviendrons pas ici sur le nombre de verres qu'il convient de boire, et l'heure à laquelle ils doivent être bus, Quelques personnes qui digèrent assez difficilement l'eau minérale se trouveront bien d'y ajouter un peu de sirop ou de lait, mais nous répéterons ce que nous avons dit à propos de la médecine adjuvante des bains, nous ne sommes pas du tout d'avis qu'on doive ajouter à l'eau minérale, prise en boisson, quelque substance médicamenteuse active, qui en rendrait au moins fort douteuse la vertu thérapeutique.

Tous les médecins inspecteurs des eaux minérales se plaignent de la trop grande abondance de mets que l'on sert d'habitude aux baigneurs. Les tables d'hôte de Luxeuil doivent certainement encourir aussi le même reproche; assurément la variété des mets permet au malade de faire un choix sagement approprié au régime qui lui est recommandé, mais le nombre des convives est considérable, le service se prolonge, on reste fort longtemps à table, et nécessairement l'on succombe à la tentation. Il serait plus prudent peut-être, de se faire servir chez soi les différents mets permis par le médecin, mais on y perdrait cette grande distraction de la vie en commun qui joue aussi un si grand rôle dans la vie thermale.

Puisque nous avons considéré l'hygiène du baigneur comme la médecine adjuvante véritablement utile, nous recommanderons spécialement l'exercice qui peut, à très juste titre, être rangé, comme les bains thermaux, dans la classe des excitants. Comme eux, en effet, l'exercice accélère la circulation, développe la chaleur animale, donne à la peau l'énergie vitale qui la défend contre une foule de maladies.

L'exercice doit, bien entendu, être proportionné aux forces du malade, et ne doit jamais devenir une fatigue; pris après le bain, il entretiendra cette espèce d'excitement général si favorable. Parmi les distractions que l'on trouve aux eaux minérales, l'exercice est évidemment la plus importante et la plus utile. Si nous écrivions une monographie de Luxeuil, nous décririons avec détail les délicieuses promenades que l'on rencontre dans ses environs, nous nous contenterons de répéter, une fois encore, que la nature a tout disposé dans ce pays pour que le malade y trouve facilement l'exercice salutaire, sans la fatigue.

L'établissement thermal de Luxeuil présente assez de ressources pour que les baigneurs ne soient pas obligés de se lever au milieu de la nuit afin d'obtenir une place dans les cabinets de bains ou dans les piscines; cependant, puisque nous conseillons en général de prendre les bains et les douches avant l'heure du premier repas, il devient nécessaire d'être levé d'assez bonne heure. Comme d'un autre côté, il est utile d'établir une juste proportion entre le sommeil et la veille, les soirées ne devront pas non plus être longtemps prolongées, et nous recommandons aux malades de ne pas abuser des distractions qu'ils rencontreront soit au salon des bains, soit dans les réunions particulières.

RÉSUMÉ.

Nous résumerons maintenant en quelques lignes les divers renseignements que nous avons voulu donner à nos confrères sur Luxeuil et sur son établissement thermal.

La ville de Luxeuil, située à l'est de la France, dans le département de la Haute-Saône, sur la limite du département des Vosges, offre la position géographique la plus agréable et la plus salutaire ; on y arrive par cinq grandes routes, qui sont autant d'avenues et de promenades pour l'habitant et le baigneur. Dans très peu de temps, le chemin de fer de Paris à Mulhouse et celui de Nancy à Gray transporteront les voyageurs à quelques kilomètres de Luxeuil. On trouve dans l'intérieur de la ville des constructions très remarquables par leur caractère d'antiquité ; les baigneurs y rencontrent aussi des hôtels et des logements très confortables.

L'établissement thermal est assurément un des plus beaux que possède la France ; il est situé au milieu d'un vaste et magnifique jardin, qui offre une promenade facile et peu fatigante. Le nombre des différentes salles de bains est très considérable, et nous avons vu qu'il serait très facile de disposer des piscines séparées pour chaque sexe. Les cabinets de bains, les vestiaires, les salles d'attente même offrent des conditions d'élégance et de confortable qu'on rencontre rarement dans les établissements thermaux, même les plus renommés. Une vaste galerie, vitrée et chauffée dans toute sa longueur, permet aux malades de sortir des différentes salles de bain sans risquer de se refroidir, comme il arrive souvent sur des dalles trempées d'eau, dans des corridors ouverts à tous les vents.

Nous avons décrit surtout avec détail le bain ferrugineux de construction toute nouvelle et qui est déjà trop restreint pour le nombre des malades qui l'ont assiégé cette année. Nous savons que l'administration a pris des mesures pour que ce bain fût agrandi dans de suffisantes proportions. Une construction nouvelle doit aussi, d'après les nouveaux plans adoptés, remplacer la partie la plus ancienne de l'établissement, le bain des Fleurs, et remplir les lacunes qui pourraient encore exister. Nous apprenons qu'au moment où nous écrivons ces lignes, l'administration vient encore de demander à l'architecte des documents nouveaux pour de nouvelles constructions.

Nous avons passé en revue les différentes analyses des eaux de Luxeuil ; nous avons vu que les sources nombreuses qui sont enfermées dans l'établissement même, sont alcalines à différents degrés, gélatineuses, manganésiennes et ferrugineuses. Les dépôts formés par ces sources ont aussi été examinés, et nous avons vu comment ils se comportent différemment dans les sources alcalines et dans la source ferrugineuse.

Pour bien comprendre les propriétés thérapeutiques des eaux de Luxeuil, nous les avons divisées en deux groupes suivant qu'elles agissent par l'ensemble des produits qu'elles renferment, leur thermalité, leur gaz, leur composition intime; ou suivant que leur action thérapeutique est due à un agent spécial le fer, le manganèse.

Les ressources thérapeutiques des eaux de Luxeuil ont été dans ces derniers temps un peu négligées, on a cru devoir abandonner l'usage des bains à haute température, et laisser dans l'oubli une source gélatineuse abondante, dont l'emploi pourrait assurément rendre de grands services. Nous ne doutons pas un instant qu'on ne songe à utiliser ces moyens si précieux.

On peut facilement varier la température et la force minérale des bains, selon qu'on emploie l'une ou l'autre des différentes sources. Le bain gradué renferme une piscine divisée en quatre compartiments de température différente.

Les eaux de Luxeuil ont la propriété bien évidente de ranimer l'énergie vitale, d'exciter les fonctions de la peau, et d'arriver ainsi à la résolution d'une foule de maladies chroniques. Dans un chapitre à part et plus détaillé, nous avons dit comment l'eau ferrugineuse de Luxeuil administrée soit en boisson, soit en bains peut rendre les plus grands services, dans un très grand nombre d'affections, et surtout dans celles qui dépendent d'un appauvrissement du sang. Nous avons insisté surtout sur ce point que la grande quantité de manganèse qui reste en dissolution dans l'eau ferrugineuse, lors même que le fer se dépose, peut être absorbée par le malade, agir comme succédanée des préparations ferrugineuses, et souvent être tolérée par des estomacs qui ne peuvent supporter ces préparations.

Après avoir formulé d'une manière précise le traitement thermal, nous avons dit quelques mots de l'époque et de la durée de la cure, et nous avons terminé par quelques considérations sur les conditions hygiéniques nouvelles, que les malades rencontrent aux eaux thermales de Luxeuil.

Nous aurions pu sans doute donner une plus grande étendue à ce travail, décrire avec plus de détails la ville de Luxeuil ancienne et moderne, discuter les différentes appréciations historiques adoptées par les auteurs, offrir à nos lecteurs un tableau plus complet des différentes constructions que renferme l'établissement thermal, et enfin joindre à l'étude des propriétés thérapeutiques des eaux minérales une série d'observations recueillies avec soin. Tel avait été d'abord notre but, mais en songeant à l'oubli dans lequel sont restées depuis longtemps les eaux de Luxeuil, nous avons voulu seulement rappeler leur existence, chercher à réclamer pour elles le rang qu'elles auraient dû toujours occuper, nous réservant d'écrire plus tard leur histoire détaillée, et de publier les matériaux que nous recueillons chaque jour.

Nous savons trop l'importance que l'on doit attacher à la thérapeutique des eaux minérales en général pour traiter légèrement des questions encore si discutées; si nous avons émis quelques idées nouvelles, que la théorie peut admettre, mais qui ont besoin d'être appuyées par des considérations profondes et plus étendues, c'est que nous avons entre les mains les éléments d'études approfondies et sérieuses qu'il ne nous a pas été donné de développer ici. Nous avons voulu avant tout dire à tous et surtout au corps médical :

L'établissement thermal de Luxeuil, est un des plus importants de France, ses sources alcalines et ferrugineuses sont appelées à jouer un rôle immense dans la thérapeutique des eaux minérales.

FIN.

TABLE DES MATIÈRES.

CORBEIL. — TYP. ET STÉR. DE CRÉTÉ.

www.ingramcontent.com/pod-product-compliance
Ingram Content Group UK Ltd.
Pitfield, Milton Keynes, MK11 3LW, UK
UKHW022122260726
13993UKWH00003B/1178